# BEI GRIN MACHT SICH IHR WISSEN BEZAHLT

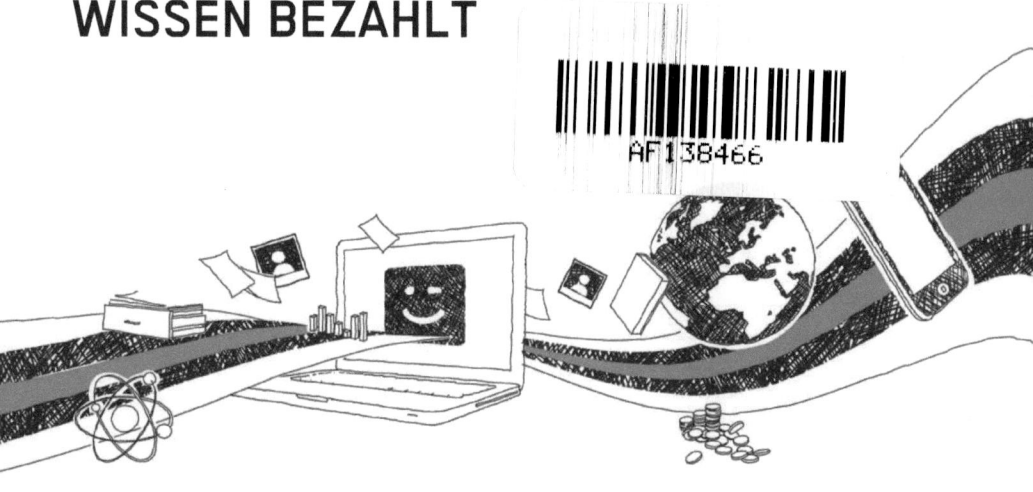

AF138466

- Wir veröffentlichen Ihre Hausarbeit,
  Bachelor- und Masterarbeit

- Ihr eigenes eBook und Buch -
  weltweit in allen wichtigen Shops

- Verdienen Sie an jedem Verkauf

## Jetzt bei www.GRIN.com hochladen und kostenlos publizieren

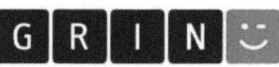

# Methoden des Selbst und Zeitmanagements, Powerpoint und die psychsoziale Dimension der Zeit

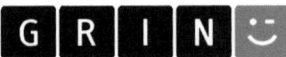

**Bibliografische Information der Deutschen Nationalbibliothek:**

Die Deutsche Nationalbibliothek verzeichnet diese Publikation in der Deutschen Nationalbibliografie; detaillierte bibliografische Daten sind im Internet über http://dnb.d-nb.de abrufbar.

ISBN: 9783346866011
Dieses Buch ist auch als E-Book erhältlich.

© GRIN Publishing GmbH
Trappentreustraße 1
80339 München

Druck und Bindung: Books on Demand GmbH, Norderstedt Germany
Gedruckt auf säurefreiem Papier aus verantwortungsvollen Quellen

Das vorliegende Werk wurde sorgfältig erarbeitet. Dennoch übernehmen Autoren und Verlag für die Richtigkeit von Angaben, Hinweisen, Links und Ratschlägen sowie eventuelle Druckfehler keine Haftung.

Das Buch bei GRIN: https://www.grin.com/document/1348120

# Inhaltsverzeichnis

3

# Abbildungsverzeichnis

Abbildung 1:    Körbchenmethode.............................................................................. 6

Abbildung 2:    Die Eisenhower Matrix. ........................................................................ 8

Abbildung 3:    Nutzungshäufigkeit PowerPoint zur Präsentationserstellung............. 10

# 1 Zeit- und Selbstmanagementmethoden

Heutzutage arbeiten immer mehr Menschen in komplexen und dynamischen Strukturen. Die Auswirkungen der Globalisierung und Digitalisierung haben die Arbeitswelt grundlegend verändert. Durch die internationale Ausrichtung und die Art der Vernetzung werden rund um die Uhr neue Daten generiert. Der Druck am Arbeitsplatz hat durch diese Entwicklungen dramatisch zugenommen. Neben ständiger Verfügbarkeit und hoher Flexibilität, wird generell ein hoher Leistungsanspruch und ständige Weiterentwicklung erwartet[1]. Daher ist eine gutes Selbst- und Zeitmanagement in der heutigen Zeit, wichtiger denn je.

Selbstmanagement umfasst Teilkompetenzen wie die eigenständige Motivation, Zielsetzung, Planung, Organisation, Lernfähigkeit, Erfolgskontrolle durch Feedback und Zeitmanagement[2]. Ganzheitliches Selbstmanagement beinhaltet ein Gespür für das eigene Profil und die Eigenschaften, die sich aus den aktuellen Lebensumständen ergeben. Wer sein Leben besser versteht, gestaltet es bewusster. So fällt es leichter, Entscheidungen zu treffen und sich Herausforderungen zu stellen[3]. Als solches ist Zeitmanagement nicht dasselbe wie Selbstmanagement, aber ein wichtiger Teil davon. Anstatt vergeblich zu versuchen, die Zeit zu beeinflussen, geht es beim Selbstmanagement darum, bewusster über das eigene Verhalten nachzudenken und organisierter zu werden[4]. Zeitmanagement wirkt sich sowohl auf die Arbeit als auch auf die Freizeit aus. Persönliches Zeitmanagement zielt darauf ab, Einzelpersonen oder Gruppen mit Planungstechniken und zielgerichtetem Arbeiten zu helfen und so das Zeitmanagement zu verbessern. Zeitmanagement ist daher eine gute Arbeitsgewohnheit und ein Selbstmanagement-Tool[5]. Im nachfolgenden Kapitel werden drei Methoden aus dem Zeit- und Selbstmanagement vorgestellt. Dabei wird erläutert, wie eine Person im Fernstudium diese Methoden nutzen kann, um trotz unterschiedlicher Arbeitsbelastungen das Studium zu absolvieren.

---

[1] Vgl. *Baus* (2015), S. 4.
[2] Vgl. *Wenski* (2021), S. 30.
[3] Vgl. *Baus* (2015), S. 27.
[4] Vgl. *Baus* (2015), S. 3.
[5] Vgl. *Wenski* (2021), S. 31.

## 1.1 Die ALPEN-Methode

Die ALPEN-Methode ist eine einfache Zeitmanagementmethode, die bei konsequenter Anwendung den Alltag gut strukturiert. Mittels dieser Methode sollte ein Tagesplan kreiert werden, welcher dabei helfen soll, den anstehenden Tag strukturiert zu planen. Im ersten Schritt werden die Aufgaben und Termine notiert und zusammengefasst. In der zweiten Phase wird die Dauer beziehungsweise die Länge der jeweiligen notierten Aufgaben und oder Termine geschätzt. In der dritten Phase werden Pufferzeiten eingeplant, da es im Alltag oft zu unvorhersehbaren Ereignissen kommt. Die Pufferzeiten sollten realistisch eingeplant werden, so dass die weiteren anstehenden Aufgaben trotz Unterbrechungen umgesetzt werden können. Sobald die Pufferzeiten eingeplant wurden, werden Entscheidungen getroffen. Dabei wird geklärt, welche Aufgaben Priorität haben und welche zu einem späteren Zeitpunkt erledigt werden können. Im letzten Schritt, der Nachkontrolle, wird jeweils am Ende jedes Arbeitstages kontrolliert, welche Aufgaben erledigt sind und welche für den folgenden Tag geplant werden müssen. Die Nachkontrolle dient gleichzeitig als Kontrolle, ob die geplanten Pufferzeiten und Zeitetappen ausreichend waren oder gegeben falls angepasst werden müssen[6].

Tagespläne sollten aus vielen Gründen aufgeschrieben werden. Einerseits, da an einem anstrengenden Tag leicht die anfänglich getroffenen Entscheidungen in Vergessenheit geraten können, der Tagesablauf schützt somit vor dieser Gefahr und sorgt gleichzeitig als Entlastung. Zum anderen wirken niedergeschriebene und damit greifbare Ziele motivierend. Sie helfen dabei, die Konzentration auf das Wesentliche zu lenken und sich weniger von Störfaktoren ablenken zu lassen. Die Erstellung eines Tagesplans sollte durchschnittlich acht Minuten dauern und wird am Vorabend des nächsten Tages erstellt. Dadurch wird der nächste Tag transparent, planbar und greifbar und zu einer überschaubaren Herausforderung[7].

Der ALPEN-Plan wird in folgenden, bereits oben erwähnten, fünf Schritten erstellt:

1. **A**ufgaben und Termine zusammenfassen.
2. **L**änge der Tätigkeiten annehmen und addieren.
3. **P**ufferzeit für Unvorhergesehenes anlegen.
4. **E**ntscheidungen über Prioritäten, Kürzungen und Delegation treffen.
5. **N**achkontrolle (Follow-Up) – Unerledigtes übertragen[8].

---

[6] Vgl. *Wagner/Seiwert* (1984).
[7] Vgl. *Wagner/ Seiwert* (1984), S. 21.
[8] Vgl. *Wagner/Seiwert* (1984).

## 1.2 Die ABC-Analyse

Die ABC-Analyse ist ein Verfahren, das die Klassifizierung grosser Datenmengen unterstützt. Die Datenelemente werden den drei Klassen A, B und C zugeordnet. Die ABC-Analyse ist aufgrund ihrer einfachen Logik und Unabhängigkeit von konkreten Untersuchungsobjekten vielseitig einsetzbar und dient als praktische Hilfe bei der Priorisierung von Aufgaben. Für die Anwendung der ABC-Methode müssen Vergleichsdaten zu den Analysepunkten vorliegen. Ausserdem sollten die Daten idealerweise für verschiedene Zeiträume verfügbar sein, um die Dynamik in der Analyse zu verstehen

Bei der ABC-Analyse wird eine Sache in einem Gebiet anhand ihrer Wichtigkeit in die Klassen A, B und C eingeteilt[9]:

**Kategorie A** = Sehr wichtig
**Kategorie B** = Wesentlich
**Kategorie C** = Weniger wichtig

Die sogenannte Körbchenmethode verhilft dabei, die ABC-Analyse übersichtlicher zu gestalten[10]. Nachfolgend wird diese mit einer Abbildung präsentiert.

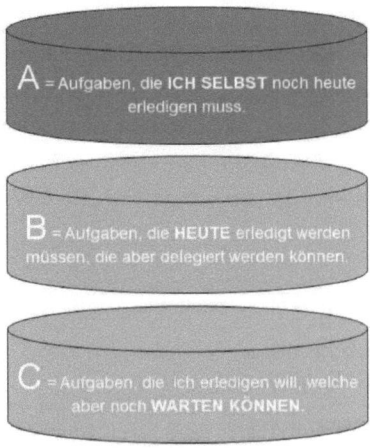

Abbildung 1: Körbchenmethode.

(Quelle: Eigene Darstellung in Anlehnung an *May* 2015, S. 86)

---

[9] Vgl. *Schawel/Billing* (2014), S. 12.
[10] Vgl. *May* (2015), S. 86.

Die Daten können unterschiedlich behandelt werden, je nachdem zu welcher der drei Klassen sie gehören. Beispielsweise werden Kunden in Kategorie A, schneller betreut als Kunden in Kategorie B oder C, da diese in der Regel mehr Umsatzfördernd sind[11]. Grundlage dieses Analysetools ist das Pareto-Prinzip. Dieses Prinzip legt zu Grunde, dass 20 % des Aufwands, 80 % des Erfolges ausmachen. Anhand vieler praktischer Beispiele lässt sich aus diesem Prinzip eine empirische Regel ableiten[12]:

- Etwa 20 % des Aufwands (Input) ergibt 80 % des Erfolgs (Output).
- Die nächsten 30 % der Versuche (Input) produzieren 10-15 % des Erfolgs (Output).
- Mit den restlichen 50% Aufwand (Input) werden nur 5-10% Erfolg erzielt (Output)[13].

## 1.3 Das Eisenhower Prinzip

Wie der Name schon verrät, wird das Eisenhower Prinzip dem ehemaligen US-Präsidenten Dwight Eisenhower zugeschrieben und ist eine Methode des Zeitmanagements. Die Priorisierung basiert auf folgenden Kriterien: Dringlichkeit der Aufgabe und Wichtigkeit der Aufgabe. Dringende Aufgaben sind mit einer Frist verbunden oder sind zeitlich von anderen Aufgaben abhängig, daher haben diese Tätigkeiten Priorität. Wichtige Aufgaben identifizieren sich damit, dass die Erledigung meist zur Erreichung eines Zieles notwendig oder gleich wie bei der Dringlichkeit, ist die Erledigung abhängig um andere Aufgaben bearbeiten zu können[14].

Grundsätzlich gibt es vier Möglichkeiten, basierend auf einem Koordinatensystem. Eine Achse des Koordinatensystems bedeutet „wichtig", die andere bedeutet „dringend".

- Wenn die Aufgabe sowohl dringend als auch wichtig ist, sollte sie sofort und **selbst erledigt** werden.
- Wenn die jeweilige Aufgabe sehr wichtig, aber noch nicht dringend ist, wird sie geplant beziehungsweise **terminiert**.
- Wenn die Aufgabe im Moment sehr dringend, aber für einen selbst nicht wichtig ist, kann sie an jemand anderen **delegiert** werden.

---

[11] Vgl. *Kaufmann* (2021), S. 211.
[12] Vgl. *Kaufmann* (2021), S. 210.
[13] Vgl. *Kaufmann* (2021), S. 210.
[14] Vgl. *Zelms/Wellmann* (1995), S. 75.

- Wenn Aufgabe weder wichtig noch dringend ist, gehört sie in den **Papierkorb** und können unerledigt bleiben[15].

In der folgenden Abbildung wird das Eisenhower-Prinzip visualisiert.

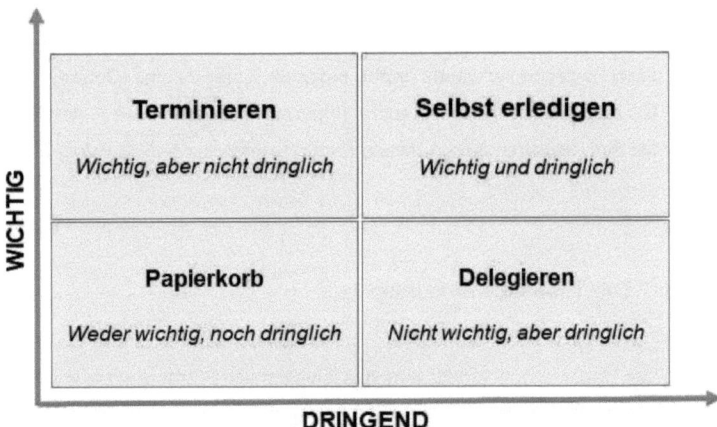

Abbildung 2:   Die Eisenhower Matrix.

(Quelle: Eigene Darstellung in Anlehnung an *Zelms/Wellmann* 1995, S. 75)

## 1.4   Einsatz der Methoden im Fernstudium

Nach gründlicher Auseinandersetzung mit dem Thema Selbst und Zeitmanagement lässt sich sagen, das eine gute Organisation viel ausmachen kann um alles unter einen Hut zu bringen. Die Zeit sollte gut eingeplant und mit Bedacht genutzt werden, vor allem in einem Fernstudium. Die oben beschriebenen Methoden zum Selbst- und Zeitmanagement, verhelfen dabei, die Prioritäten im Studium gut einzuteilen und anzuordnen. Vor allem wenn in den meisten Fällen nebst dem Fernstudium, noch eine Vollzeitstelle besteht und soziale Kontakte oder die Familie gepflegt werden müssen. Daher ist es wichtig, den Überblick nicht zu verlieren.

Die Methoden können wie folgt eingesetzt werden: Beispielsweise kann im ersten Schritt die ALPEN-Methode angewendet werden, um mit einem geringen Aufwand und ohne

---

[15] Vgl. *Zelms/Wellmann* (1995), S. 75.

viel Zeit zu investieren, einen geeigneten Tagesplan zu erstellen. Da die ALPEN-Methode ein kontinuierlicher Prozess ist, wird durch regelmässiges Anwenden die Planung perfektioniert und überschaubarer. Durch eine tägliche Investition von durchschnittlich acht Minuten in eine Tagesplanung, können die Ziele für den darauffolgenden Tag klar gesetzt werden, ohne dabei in eine unüberschaubare Stresssituation zu geraten.

Um die ALPEN-Methode umzusetzen, kann zuvor die ABC-Methode angewandt werden, um die Aufgaben nach Priorität zu planen. A-Aufgaben mit hoher Wichtigkeit, welche zudem noch dringend erledigt werden müssen, werden vorgezogen. Die B-Aufgaben können im optimalen Fall für den nachfolgenden Tag eingeplant werden. Die C-Aufgaben sollten erledigt werden, wenn die A und B-Aufgaben abgeschlossen sind.

Ähnlich wird bei der Eisenhower-Methode vorgegangen, welche dabei verhilft, die Dringlichkeit und Wichtigkeit der jeweiligen Aufgaben einzuschätzen. Sowohl die ABC-Methode, als auch die Eisenhower-Matrix kann in der Entscheidungsphase der ALPEN-Methode eingesetzt werden. Die Anwendung der genannten Methoden können im Fernstudium hilfreich sein, die Mehrfachbelastung besser in den Griff zu bekommen und die Prioritäten richtig einzusetzen.

## 2 Kritische Reflektion der Software PowerPoint

Die Arbeitswelt verändert sich und in einer Wissensgesellschaft sind andere Fähigkeiten gefragt als früher. Fachwissen ist zwar unerlässlich, veraltet aber immer schneller, wodurch lebenslanges Lernen immer wichtiger wird. Immer mehr gewinnen Präsentationen an Universitäten, Schulen und Ausbildungen an Bedeutung. Dies spiegelt sich ebenso darin wider, dass Prüfungen zunehmend in Form von Präsentationen durchgeführt werden müssen und Präsentationsfähigkeiten daher in direktem Zusammenhang mit Noten stehen[16]. Präsentation ist die moderne Form der Rhetorik: Es wird nicht nur gesprochen, sondern präsentiert[17]. In den nächsten Abschnitten wird das Programm PowerPoint als Präsentationsmedium kritisch reflektiert.

---

[16] Vgl. *Renz* (2016), S. 10.
[17] Vgl. *Hüttmann* (2018), S. 1.

## 2.1 PowerPoint Präsentationen

Microsoft-Programm PowerPoint wurde in den letzten Jahren immer populärer um Präsentationen oder Vorträge zu halten, trotz vieler anderer Alternativen, welche zum Teil sogar geeigneter sind[18]. Fast alle Arten von computergeschützten Folienvorträge werden heutzutage deonymisiert und als Power-Point Präsentation bezeichnet. PowerPoint und weitere Präsentationstechniken erlauben die Erstellung von Folien, die Text, Grafiken, Bilder, Ton und Film. Präsentationsfolien können direkt vom Computerbildschirm auf den Bildschirm projiziert, als Dokument gedruckt, in HTML-Seiten konvertiert, per E-Mail versendet oder zum Download bereitgestellt werden. In der Diskussion um den Einsatz von Präsentationstechniken kristallisieren sich zwei gegensätzliche Ansichten heraus: Einerseits wird argumentiert, dass der systematische Einsatz von PowerPoint zur Verschlechterung von Präsentationen führt. Andererseits wird davon ausgegangen, dass Präsentationssoftware nur ein Werkzeug ist, je nachdem, wie es verwendet wird[19]. Wie in der folgenden Grafik erkennbar, ist die Nutzung von PowerPoint äusserst beliebt.

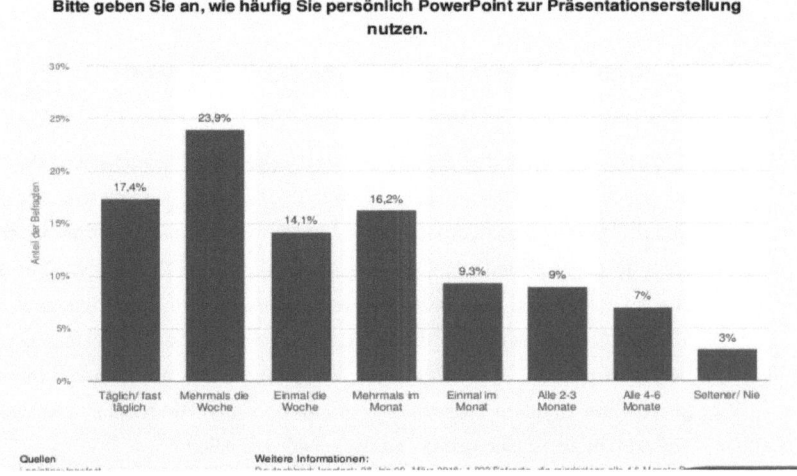

Abbildung 3:    Nutzungshäufigkeit PowerPoint zur Präsentationserstellung.
(Quelle: Screenshot Statista Research Department, 2022)

---

[18] Vgl. *Renz* (2016), S. 70.
[19] Vgl. *Jäckel/Mai* (2005), S. 155.

## 2.2 Die Stärken von Microsoft PowerPoint

Die womöglich beste Eigenschaft des Programms liegt in den unterschiedlichen Ansichtsmöglichkeiten und dem einfach zu bedienenden Foliendesign. Mit dem Programm lassen sich Bild-, Text-, Animations-, Audio- und Videovorlagen einfach zu einer Präsentation kombinieren, die aus einzelnen digitalen Folien besteht. Neben den vorgefertigten Designs lassen sich Hintergründe, Farben, Schriftarten und viele weitere grafische Elemente auswählen und verändern. Eine weitere Stärke von PowerPoint ist die klare Struktur und der daraus resultierende transparente Denkprozess. Beliebig viele PowerPoint-Folien können hintereinandergeschaltet und an eine Wand oder weisse Fläche projiziert oder am Computer betrachtet werden. Die Reihenfolge der Folien, einschliesslich Intervalle, Übergänge und Verknüpfungen, kann automatisiert und bei Bedarf auf verschiedene Weise geändert und angepasst werden. Des Weiteren können die Folien und die zugehörigen Notizen und Dokumente in einer einzigen Datei gespeichert und problemlos gedruckt werden. Beispielsweise können Handouts für die Zuhörer mit nur wenigen klicken ausgedruckt werden, ohne einen zusätzlichen Aufwand[20].

## 2.3 Das Problem vom Einsatz von Microsoft PowerPoint

Sowohl privat als auch beruflich – Meetings, Konferenzen, Vorträge ohne PowerPoint sind heutzutage undenkbar. Das Problem dabei ist, das die Meisten das Programm im Selbststudium und durch ihre Erfahrungen im Alltag sammeln, ohne sich mit der richtigen Methodik auseinanderzusetzen. Oft ist nicht die technische Seite die Herausforderung, sondern eher eine Präsentation in Bezug auf Konzepte logisch strukturieren zu können. Des Weiteren sind oftmals der Inhalt und das Design der Folien, die dazu verhelfen sollen, das visualisierte zu verstehen, nicht optimal umgesetzt[21]. Zum Beispiel sind Seitenumbrüche in PowerPoint nicht verfügbar, denn das Programm ist in erster Linie ein Bildbetrachter, der beim Präsentieren mit Text schnell sein Limit erreicht. Vor allem bei komplizierteren Themen kann das zum Problem werden, da es vorkommen kann, dass jede Folie für das Publikum meist gleich wichtig erscheint, weil die Folien alle ähnlich aufgebaut sind. Dies gestaltet sich vor allem bei langen Präsentationen mit vielen Folien kritisch. Dadurch wirkt die Präsentation monoton, was die Aufmerksamkeit der Zuhörer

---

[20] Vgl. *Wetterwald* (2017), S. 5.
[21] Vgl. *Hüttmann* (2018), S. 1.

beeinträchtigt[22]. Das Programm PowerPoint ist zudem in den letzten Jahren zunehmend in die Kritik geraten. Selbst Amazon-Gründer und CEO Jeff Bezos verbietet es, Power-Point-Präsentationen während Vorstandssitzungen zu verwenden, stattdessen werden lesbare Berichte verarbeitet. Dies liegt daran, dass gut aufgebaute, leicht lesbare Berichte, komplexe Sachverhalte objektiver beschreiben können. Der Verfasser des Berichts arbeitet in der Regel gewissenhafter und genauer als der PowerPoint-Nutzer[23].

## 2.4   Gestaltung der Folien

Obwohl die Software nicht immer empfohlen wird, hat sie dennoch ihre Vorteile und wird häufig genutzt. Das Ziel vom Präsentieren ist es das Publikum zu informieren, überzeugen und zu motivieren[24]. Es gibt keine verbindlichen Regeln, was die Nutzung des Programmes erfordert, jedoch kann man sich an mehrere empfohlene Handbücher richten, um das bestmögliche Ergebnis zu erzielen[25]. Zum Beispiel wird empfohlen, maximal drei Farben pro Darstellung zu verwenden und wichtiges mit der Farbe Rot oder hervorzuheben. Alles was zusammengehört, sollte am besten in der gleichen Farbe und Form gestaltet werden um zu signalisieren, dass diese einen Zusammenhang haben. Die Folien sollten zudem nicht vollgepackt werden, um sowohl das Auge noch das Gehirn zu ermüden. Nur die wichtigen Inhalte sollten präsentiert werden, denn bei Präsentationen heisst es: Weniger ist mehr. Ausserdem wird der Einsatz von Grafiken bei Präsentationen empfohlen, da diese meist das Interesse des Zuhörers wecken und somit die Aufmerksamkeit positiv beeinflusst. Die Präsentationen sollten zudem vor dem präsentieren getestet werden um einen glatteren Ablauf sicherzustellen[26].

---

[22] Vgl. *Griesfelder* (2013), S. 71.
[23] Vgl. *Griesfelder* (2013), S. 70.
[24] Vgl. *Josef W. Seifert* (2011), S. 49.
[25] Vgl. *Jäckel/Mai* (2005), S. 165.
[26] Vgl. *Seifert* (2011), S. 46.

## 2.5 PowerPoint Alternativen

Es gibt viele PowerPoint-Alternativen, die sich alle auf unterschiedliche Funktionen konzentrieren. Denn je nach Arbeitsweise, Branche und persönlichen Interessen gibt es unterschiedliche geeignete Tools. Alles in allem soll das zeigen, dass es jede Menge Alternativen gibt, die zum Teil sogar mehr Möglichkeiten bieten als PowerPoint selbst[27]. Folgend einige Beispiele:

- Prezi
- Google Slides
- Deckset
- Keynote
- PowToon
- Haiku Deck
- ONLYOFFICE Docs[28]

Es muss nicht immer eine elektronische Variante sein, um etwas gut zu präsentieren. Je nach dem sind die «altmodischen» Optionen wie Flipcharts, Pinnwand und auch eine klassische Tafel ebenfalls geeignet. Die genannten Alternativen sind aber meist für die jüngere Generation unbekannt, weshalb sie überhaupt erst gar nicht in Erwägung gezogen werden. Diese Medien werden in der heutigen Zeit ausserdem eher als ein zusätzliches Medium verwendet und nicht als Hauptmedium[29].

## 2.6 Fazit

PowerPoint ist ein umstrittenes Thema, auf der einen Seite hagelt es an Kritik für die Software und auf der anderen Seite ist es das bekannteste Hilfsmittel für Präsentationen und wird täglich genutzt.

Die Software ist die moderne Form des alten Projektors und bietet viele Vorteile. Die meisten Menschen haben schon Erfahrungen mit PowerPoint und kennen sich damit

---

[27] Vgl. *Goldner* (2022).
[28] Vgl. *Goldner* (2022).
[29] Vgl. *Renz* (2016), S. 69.

aus und die Einarbeitung in das Programm ist ebenfalls einfach gehalten. Das Programm trägt aber ebenso viele negative Aspekte mit sich. Zum Beispiel sind die Templates seit Jahren fast identisch und bieten kaum Abwechslung. Das Wichtigste geht in den Präsentationen mit PowerPoint meist verloren, da schwer unterschieden werden kann, was wichtig ist und was weniger. Die Folien sind oft überladen, daher ist es für die Zuschauer schwierig, dem Inhalt genau zu folgen.

Es sollte nicht aus den Augen verloren gehen, dass eine weniger gute Präsentation nicht am Programm selbst liegt, sondern meistens an der Vorbereitung des Präsentators. Dieser sollte sich gut mit dem Programm auskennen und den Fokus eher auf den Inhalt der Präsentation setzten. Dazu muss das Volumen kritisch hinterfragt werden um die Aufmerksamkeitsspanne des Zuhörers so lange wie möglich bei zu behalten. Nebensächliches hat auf den Folien nichts verloren, es sollten nur die wichtigsten Punkte präsentiert werden. Wenn die Anwendung des Programmes dem Anwender nicht zuspricht, gibt es genügende Alternativen auf dem Markt. Durch die Anwendung von neuen Programmen, stehen zudem andere Templates zur Verfügung was den Zuschauer begeistern kann, da dieser sich nur an jene von Microsoft PowerPoint gewohnt ist.

Zusammenfassend kann gesagt werden, das die Präsentation an sich nur die halbe Miete ist, die Qualität und das Vermitteln der Inhalte hängt vom Sprecher selbst ab. Die Software dient somit vielmehr als Werkzeug, um die gewünschte Information zu übermitteln.

## 3   Die Zeit

Was ist Zeit? Diese Frage stellten sich viele antike Philosophen. Für Physiker ist Zeit ein Begriff, der verwendet wird, um Veränderungen in unserer Umgebung zu beschreiben und Ereignisse in eine Abfolge zu bringen. Die Zeit läuft immer in eine Richtung. Immer in die Zukunft. Sie verbindet das jetzt mit nachher und sie fliesst immer und ewig und keiner kann sie aufhalten[30]. Die Zeit hilft uns dabei, unser Leben zu strukturieren und durch Ordnung und Planung unsere Zukunft zu gestalten[31]. Sie ist das wertvollste Gut, was die Menschheit besitzt. Unser Zeitkapital muss sorgfältig investiert werden, die Menschheit sollte daraus so viel wie möglich machen, da sie nicht gekauft, gespart oder

---

[30] Vgl. *Rothe* (2022), S. 15.
[31] Vgl. *Scheer* (2021), S. 191.

gelagert werden kann. Sie ist ein extrem knappes Gut und kann nicht vermehrt werden, denn die Zeit verrinnt kontinuierlich ist und unwiderruflich[32].

## 3.1 Theoretische Grundlagen «Psychosozialen Dimension von Zeit»

Der Begriff «Zeit» ist schwer zu definieren. Er entstand nach Erkenntnissen der Physik beim Urknall vor etwa 14 Milliarden Jahren. Formale Definitionsversuche führen oft zu Erklärungen, deren Worte bereits Zeitbegriffe enthalten. Die Einteilung von Jahren und Monaten in Minuten und Sekunden hat sich in unserer Kulturgeschichte aus der Beobachtung gängiger Naturphänomene wie Sonnenauf- und -untergang, Mondphasen und Jahreszeiten entwickelt. Diese Regeln geben den Menschen eine grundlegende Sicherheit und Vertrauen. Sie helfen uns, die Jahreszeiten vorherzusagen und unser Leben von der Einteilung Kindheit, Jugend, Erwachsensein, Alter bis hin zum Alltag in Stunden und Minuten zu strukturieren. Neben dieser objektiven Zeit gibt es noch die subjektive (gefühlte) Zeit, die aussagt, wie wir persönlich Zeit erleben. Je nach dem in welcher Situation ein Mensch ist, vergeht die Zeit schneller oder langsamer[33]. Der Begriff „psychosozial" wurde von der Sozialpsychologie geprägt und bezeichnet vor allem die lebenslange psychische Entwicklung von Individuen in Bezug auf ihre Umwelt. Sie erklärt die Wechselwirkung zwischen den Erlebnissen und der Verhaltensweise von Menschen und ihrem sozialen und gesellschaftlichem Umfeld[34].

## 3.2 Einflussfaktoren auf das Zeiterleben

Das Erleben von Zeit und deren Einschätzung in unserer Kultur verändert sich sobald das 8. Lebensjahr erreich wird. Die Stabilität der Zeitschätzungen verbessert sich mit dem Alter. Männer haben genauere und stabilere Zeitschätzungen als Frauen. Das „Zeitgefühl" ist ein Konstrukt unserer Wahrnehmung des Zeitablaufs auf der Grundlage von Wachsamkeit, Bewusstsein, Gedächtnisfunktionen und Intelligenz. Letzteres ermöglicht uns, das Konzept der Zeit zu verstehen. Darüber hinaus wird unser Zeiterleben durch

---

[32] Vgl. *Wagner/Seiwert* (1984), S. 7.
[33] Vgl. *Scheer* (2021), S. 192.
[34] Vgl. *Erikson* (1993).

den allgemeinen Zustand unseres Körpers (Stoffwechselstatus, Körpertemperatur und Weiteres) durch zirkadiane Rhythmen, durch Stimmung, Motivation, Aktivität und weiteres bestimmt[35]. Wie wir die Zeit erleben, ist von verschiedenen weiteren Faktoren abhängig, nachfolgend werden einige Faktoren, welche auf das das Zeiterleben einen Einfluss haben, aufgelistet:

- Aktivität
- Begleitende Emotionen
- Begleitende Kognitionen
- Körpertemperatur, Stoffwechsel
- Lebensalter
- Persönlichkei
- Psychopathologischer Status
- Psychopharmaka und Drogen
- Stimmung[36]

## 3.3 Zeitperspektiven

Das Konzept der Zeitperspektive bezieht sich auf den Prozess, durch den die persönlichen Erfahrungen in Zeitkategorien eingeteilt werden. Diese Sichtweise der Zeit ist ein Element der spirituellen oder subjektiven Zeit. Subjektives Zeitempfinden hat nichts mit dem ständigen Ticken der physischen Uhr zu tun. Im Gegensatz dazu wird der innere Rhythmus jedes Einzelnen von äusseren Ereignissen bestimmt. Ein Zeitraum mit vielen Ereignissen wird als länger angesehen als derselbe Zeitraum mit wenigen Ereignissen. Das könnte erklären, warum ältere Menschen denken, dass ihre Zeit jetzt schneller vergeht als in jüngeren Jahren. Wenn sie jünger sind, erleben sie mehr Ereignisse in einem Jahr als im Alter, wenn sie weniger aktiv sind[37]. Andererseits gibt es die objektive Zeit, die klassische Uhrzeit, welche objektiv messbar ist. Eine Minute ist objektiv gesehen immer noch eine Minute. Wenn wir diese Minute in einer für uns angenehmen Situation verbringen, verläuft sie subjektiv schneller, als in einer angespannten und unangeneh-

---

[35] Vgl. *Scharfetter* (2010), S. 122.
[36] Vgl. *Arenberg* (2018), S. 75.
[37] Vgl. *Scheer* (2021), S. 195.

meren Situation. Die Zeitperspektive nach Zimbardo/Boyd beschreibt, die individuell unterschiedliche Wahrnehmung von Vergangenheit, Gegenwart und Zukunft. Dabei unterscheiden sich folgende drei Typen.

### 3.3.1 Vergangenheitsorientierte Menschen

Diese Art von Menschen nutzen ihre Erinnerungen an ähnliche Situationen als Leitfaden. Dabei wird zwischen der negativen und der positiven Vergangenheit unterschieden. Der Fokus kann auf den negativen Aspekten der Vergangenheit liegen, wie Fehler oder Verluste. Diese Menschen haben aufgrund vergangener traumatischer und unangenehmer Erfahrungen eine grosse psychische Belastung. Der Fokus kann aber ebenso auf positiven Ereignissen in der Vergangenheit liegen, diese Menschen sind eher optimistischer eingestellt[38].

### 3.3.2 Gegenwartsorientierte Menschen

Diese Menschen leben meist in der Gegenwart, in der es darum geht, das Hier und Jetzt zu geniessen, ohne an die langfristigen Folgen zu denken. Dabei wird zwischen dem **Hedonismus** (dem positiven Fokus) und dem Fatalismus (dem negativen Fokus) unterschieden. Hedonistische Menschen haben eine positive Lebenseinstellung und konzentrieren sich auf die Freude im Leben. **Fatalismus** bezieht sich auf das Gefühl, dass sowieso alles vom Schicksal vorbestimmt ist und sind eher negativ gestellt. Fatalistische Menschen sind der Meinung das negative Erfahrungen unvermeidlich sind[39].

### 3.3.3 Zukunftsorientierte Menschen

Zukunftsorientierte Menschen beziehen die Zukunft in ihr Erleben und Verhalten ein, dabei kommt es durchaus vor, das die Gegenwart vernachlässigt wird. Sie schmieden

---

[38] Vgl. *Zimbardo/Boyd* (1999).
[39] Vgl. *Zimbardo/Boyd* (1999).

Pläne und glauben, mit ihren Entscheidungen ihr zukünftiges Leben beeinflussen zu können. Es werden Ziele gesetzt und aktiv an diesen gearbeitet. Nebst der Zukunft wird noch die **transzendentaleren Zukunft** unterschieden, welche eher esoterisch oder religiös auf die Zukunft gerichtet ist[40].

## 3.4 Chronobiologie

Die Chronobiologie ist unsere innere Uhr und hat grossen Einfluss auf die Funktion des menschlichen Körpers. Wie ein Taktgeber, bestimmt es viele der biologischen Funktionen unseres Körpers, wie Schlaf-Wach-Zyklen und verschiedene Stadien der Kreativität und Leistungsfähigkeit. Wann wir diese Tagesphasen haben, ist von Mensch zu Mensch unterschiedlich und hängt vom jeweiligen Zeitraster ab. Einige Menschen sind immer müde und wachen zu sehr ähnlichen Zeiten auf, sind zu bestimmten Tageszeiten hungrig und zu anderen Tageszeiten besonders empfindlich oder vielleicht nicht[41]. In der Chronobiologie wird zwischen verschiedenen Chronotypen unterschieden. Der Chronotyp Eule ist ein Abendtyp und geht tendenziell später ins Bett und wacht deshalb entsprechend später auf. Die Eule gipfelt erst relativ spät am Tag (nachmittags, abends, teilweise erst nachts). Im Gegensatz dazu stehen die Lerchen und sind Morgentypen. Dieser Chronotyp startet früher in den Tag und geht früher ins Bett. Am Leistungsfähigsten sind die Lerchen vormittags[42].

## 3.5 Prokrastination

Prokrastination heisst übersetzt «der morgige Tag», der Begriff stammt aus dem Latein (procastinare) und bedeutet aufschieben. In der Wissenschaft wird zwischen Prokrastination als behandlungswürdigem Problemverhalten und allgemeiner Prokrastination als potenziell schädlichem und behinderndem Verhalten unterschieden[43]. Durch Prokrastination werden schwierige oder anstrengende Aufgaben und damit verbundene unange-

---

[40] Vgl. *Zimbardo/Boyd* (1999).
[41] Vgl. *Keller et al.* (2016).
[42] Vgl. *Randler* (2018), S. 183.
[43] Vgl. *Arenberg* (2018), S. 83.

nehme Gefühle vermieden und alternative Aktivitäten durch ansprechendere oder weniger unangenehme oder sogar positive Erfahrungen ersetzt. Auf diese Weise wird kurzfristig schlechte Laune vermieden (negative Verstärkung) oder ein besseres Gefühl erzeugt (positive Verstärkung): Beim der Prokrastination werden wichtige Aufgaben in letzten Minute erledigt, mit einer gewissen Aufstockung aller Ressourcen und Senkung der eigenen Anforderungen. Meist ist dabei das Resultat nicht zufriedenstellen[44]. Prokrastination kann behandelt werden, indem das Arbeitsverhalten umstrukturiert wird, realistische Ziele gesetzt werden, gelernt wird mit Ablenkungen umzugehen und die Arbeitsgewohnheiten auf sinnvolle Weise geändert werden. Ausserdem kann professionelle Hilfe in Form von Choaching den Betroffenen helfen[45].

## 4  Gestaltung eines Fernstudiums einer berufstätigen Mutter

In diesem Kapitel wird erklärt, welche Erkenntnisse sich aus den vorab aufgezeigten Grundlagen für eine Fernstudentin, welche berufstätig ist und zudem zwei Kinder hat, ergeben.

Es ist sehr unwahrscheinlich, dass eine berufstätige Mutter den selben Alltag hat wie eine Vollzeitstudentin ohne Kinder. Die berufstätige Mutter wird durch ihren Job, ihrer Familie, ihrem Zuhause und ihrem Studium herausgefordert. Die schwierigste Aufgabe für die Mutter ist es, das Studium durch gute Organisation in ihren aktuellen Alltag zu integrieren und dabei gleichzeitig ihre Kinder zu erziehen. Je nachdem ob die Person einen Partner hat, welcher beim Haushalt hilft, ist Herausforderung entsprechend einfacher oder schwieriger zu bewältigen. Dabei muss ebenso berücksichtigt werden, in welchem Lebensalter sich die Kinder befinden. Je jünger das Kind ist, desto abhängiger ist es vom Elternteil. Beispielsweise kann ein älteres Kind selbstständig essen und muss nicht gefüttert werden. Der Fakt, das gekocht werden muss, bleibt dabei aber dennoch bestehen.

Ein Fernstudium ist für Eltern sehr vorteilhaft, da es der aktuellen Lebenssituation angepasst werden kann. Insbesondere wenn die Person auf einen Lohn angewiesen ist, wie zum Beispiel die Mutter von zwei Kindern, ist diese Art von Studium Ideal. Ein solches Studium erfordert aber vor allem eine hohe Selbstdisziplin und sehr viel Fleiss. Meist

---

[44] Vgl. *Engberding et al.* (2017).
[45] Vgl. *Arenberg* (2018), S. 85.

findet das studieren vor oder nach der Arbeit und am Wochenende statt. Es kann zudem durchaus vorkommen, das Urlaubstage aufgeopfert werden müssen, um eine zeitintensiven Arbeit zu bearbeiten. Ein Fernstudium kann ausserdem zur Vorbereitung auf einen neuen Beruf sein oder sogar für den bestehenden Arbeitgeber. Dadurch erleichtert man sich den Berufseinstieg und kann dadurch den Vorgesetzten besser von sich überzeugen.

Wie sollte die berufstätige Mutter, nach den Erkenntnissen in dieser Arbeit, mit ihrer Zeit am besten umgehen? In erster Linie sollte sie eine Selbstanalyse machen, wie «tickt» sie? Dabei sollte die Chronobiologie berücksichtigt werden um herauszufinden, zur welcher Zeit die lernende Person am Aufnahmefähigsten ist. Gehört die Mutter zu den Lerchen oder ist sie eher eine Eule und Nachtaktiv? Auf der anderen Seit sollte ferner ermittelt werden, welche Chronotypen ihre Kinder sind. Dies hat einen Einfluss darauf, wann die Mutter überhaupt Zeit zu lernen hat. Das kann beispielsweise auf dem Weg zur Arbeit sein oder wenn die Kinder bereits schlafen. Ist sie beispielsweise Chronotyp Lerche aber hat nur Zeit zu Lernen, sobald die Kinder im Bett sind, muss sie sich entsprechend anpassen und noch früher aufstehen. Dies könnte aber schwierig werden, wenn die Kinder Chronotyp Eule sind; Je länger die Kinder wach sind, desto weniger Schlaf erhält die Mutter und ist somit weniger aufnahmefähig am nächsten Morgen.

Sollte die Mutter gerne etwas aufschieben, sollte sie dringend ihr Arbeitsverhalten umstrukturieren und sich die Prokrastination abgewöhnen, da dies in einem Fernstudium sehr unvorteilhaft ist und zu vielen Schwierigkeiten führt.

Sobald die Selbstanalyse durchgeführt wurde, kann mithilfe der Zeit- und Selbstmanagement Methoden, welche in Kapitel 2 erläutert wurden, entschieden werden, welche Aufgabe, wann bearbeitet wird. Beispielsweise kann die Mutter mit dem Eisenhower-Prinzip schätzen, welche Aufgaben sie selbst erledigen muss. Muss sie dringend Einkaufen gehen oder kann dies dem Partner delegiert werden? Sobald die Aufgaben eingegrenzt wurden, können sie nach der ABC-Methode priorisiert werden. Welche Aufgaben sind wichtig und welche können am nächsten Tag erledigt werden? Sobald diese Fragen beantwortet wurden, kann mit der ALPEN-Methode der Tagesplan erstellt werden. Bei einer Mutter mit zwei Kindern sollten genügend Pufferzeiten eingeplant werden, da mit Kindern oft unvorhersehbares vorkommt. Wenn zum Beispiel ein Kind krank wird, kann es schnell dazu führen das mehrmals ein Arztbesuch ansteht und oder das Kind intensiver gepflegt werden muss. Daher ist eine gut durchdachte Planung unabdingbar um mit dem Lernen nicht in Verzug zu kommen.

Das eigene Wohlempfinden sollte dabei nicht vernachlässigt werden. Der Lernalltag sollte so gestaltet werden, dass keine langfristigen gesundheitlichen Schäden entstehen.

Je nachdem wie lange das Fernstudium dauert, kann der Druck den Körper belasten und sogar zu einem Burnout führen. Um dies zu vermeiden sollten genügend Pausen eingeplant werden und ab und an eine Belohnung. Um den Stress auszugleichen, kann zum Beispiel ein Wellnesstag geplant werden oder die Studierende Person kann sich mit Hobbys beschäftigen.

Zusammengefasst kann also gesagt werden, dass ein Fernstudium für eine berufstätige Person die optimalste Weise, sich weiterzubilden. Denn ein Fernstudium ist sehr flexibel aufgebaut, der Studierende entscheidet selbst, wann und wo woran gearbeitet wird. Damit das Fernstudium erfolgreich absolviert werden kann, ist es daher notwendig, sich dem Thema Zeitmanagement und Selbstmanagement zu beschäftigen und den Alltag entsprechend anzupassen und zu planen.

# Literaturverzeichnis

*Baus, L.* (2015), Selbstmanagement: Die Arbeit ist ein ewiger Fluss, Wiesbaden.

*Christian Scharfetter* (2010), Allgemeine Psychopathologie. Eine Einführung, 6. Aufl., Stuttgart, New York.

*Christoph Wetterwald* (2017), PP-Learning: PowerPoint als einfache E-Learning Software im Unterricht, PH BERN, Bern.

*Engberding, M./Höcker, A./Rist, F.* (2017), Prokrastination, Psychotherapeut, 62. Jg., Nr. 5, S. 417–421.

*Erikson, E. H.* (1993), Childhood and society, New York, NY, London.

*Goldner, L.* (2022), 7 PowerPoint-Alternativen: So werden deine Präsentationen noch besser, in: https://ch.gruender.de/software-tools/powerpoint-alternativen/, abgerufen am 13. 3. 2023.

*Hüttmann, A.* (2018), Erfolgreiche Präsentationen mit PowerPoint, Wiesbaden.

*Jäckel, M./Mai, M.* (Hrsg.) (2005), Online-Vergesellschaftung?, Wiesbaden.

*Josef W. Seifert* (2011), Visualisieren Präsentieren Moderieren. Der Klassiker, 30. Aufl., Offenbach am Main.

*Kaufmann, T.* (2021), Strategiewerkzeuge aus der Praxis, Berlin, Heidelberg.

*Keller, L. K./Zöschg, S./Grünewald, B./Roenneberg, T./Schulte-Körne, G.* (2016), Chronotyp und Depression bei Jugendlichen – ein Review, Zeitschrift fur Kinder- und Jugendpsychiatrie und Psychotherapie, Nr. 2, S. 183.

*May, S.* (2015), Praxishandbuch Chefentlastung. Der Leitfaden für effizientes Zeitmanagement, Selbstmanagement und Informationsmanagement im Office, 2. Aufl.

*Prof. Dr. Hardy Wagner/Prof. Dr. Lothar J. Seiwert* (Hrsg.) (1984), Das 1 × 1 des Zeitmanagement, 12. Aufl., Speyer.

*Prof. Dr. Petra Arenberg* (2018), Selbst- und Zeitmanagement. Titel Nr. 1410-01, Studienbrief, SRH Fernhochschule GmbH, Riedlingen.

*Randler, C.* (2018), Der Chronotyp in Beziehungen und Sexualverhalten – eine erste Übersicht, Somnologie, 22. Jg., Nr. 3, S. 183–186.

*Regina Zelms/Adreas Wellmann* (1995), Professionelles Zeitmanagement. Mit Timer und EDV das Büro jederzeit fest im Griff, Wiesbaden.

*Renz, K.-C.* (2016), Das 1 x 1 der Präsentation, Wiesbaden.

*Roman Griesfelder* (2013), Strategisches Controlling. Schafft PowerPoint ab! In:

*Rothe, H. J.* (2022), Die Zeit. in der Speziellen Relativitätstheorie, Berlin, Heidelberg.

*Schawel, C./Billing, F.* (2014), Top 100 Management Tools, Wiesbaden.

*Scheer, A.-W.* (2021), Timing – zum effektiven Umgang mit der Zeit, Wiesbaden.

*Wenski, G.* (2021), Selbstmanagement Im Beruf. Gestalten Sie Ihr Arbeitsleben Selbst - Sonst Tun Es Andere, Wiesbaden.

*Zimbardo, P. G./Boyd, J. N.* (1999), Putting time in perspective: A valid, reliable individual-differences metric, Journal of Personality and Social Psychology, 77. Jg., Nr. 6, S. 1271–1288.

# BEI GRIN MACHT SICH IHR WISSEN BEZAHLT

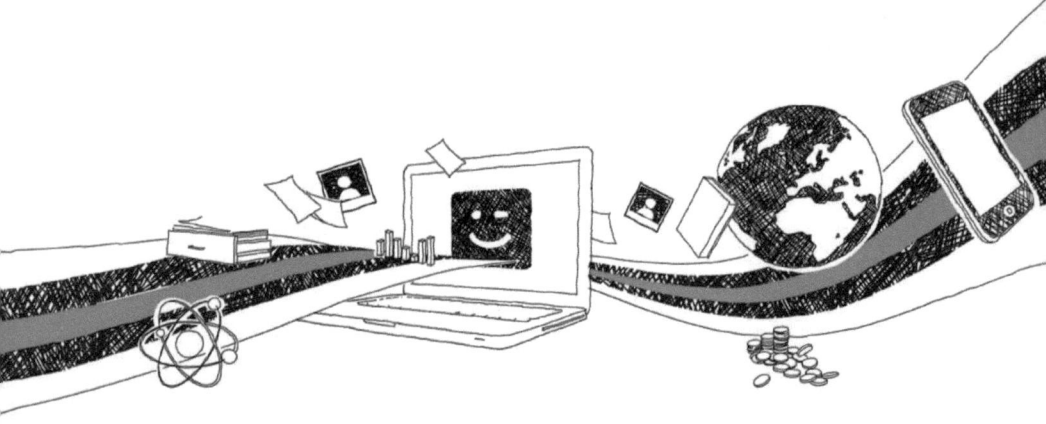

- Wir veröffentlichen Ihre Hausarbeit,
  Bachelor- und Masterarbeit

- Ihr eigenes eBook und Buch -
  weltweit in allen wichtigen Shops

- Verdienen Sie an jedem Verkauf

## Jetzt bei www.GRIN.com hochladen und kostenlos publizieren

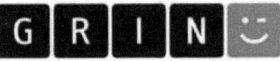